FREDDY GBENGBASSA
Godelieve ODIA NDAMI
Jean Bosco G. D. KETORO

ESTATUTO ECONÓMICO E QUALIDADE DE VIDA DOS IDOSOS NA RDC

FREDDY GBENGBASSA
Godelieve ODIA NDAMI
Jean Bosco G. D. KETORO

ESTATUTO ECONÓMICO E QUALIDADE DE VIDA DOS IDOSOS NA RDC

Avaliação dos dados da Zona Sanitária do Boto/Província de Ubangi Sul

Imprint

Any brand names and product names mentioned in this book are subject to trademark, brand or patent protection and are trademarks or registered trademarks of their respective holders. The use of brand names, product names, common names, trade names, product descriptions etc. even without a particular marking in this work is in no way to be construed to mean that such names may be regarded as unrestricted in respect of trademark and brand protection legislation and could thus be used by anyone.

Cover image: www.ingimage.com

This book is a translation from the original published under ISBN 978-3-330-87920-1.

Publisher:
Sciencia Scripts
is a trademark of
Dodo Books Indian Ocean Ltd. and OmniScriptum S.R.L publishing group

120 High Road, East Finchley, London, N2 9ED, United Kingdom
Str. Armeneasca 28/1, office 1, Chisinau MD-2012, Republic of Moldova, Europe
Printed at: see last page
ISBN: 978-620-3-74493-4

DEDICAÇÃO

À nossa querida e amada esposa Godelieve ODIA NDAMI
À família GBENGBASA.
GBENGBASSA NZEGE MBOMBA Freddy

O conceito de idoso é complexo porque se refere à idade, mas também à vulnerabilidade.

O objetivo deste estudo foi avaliar a qualidade de vida dos idosos da Zona Sanitária do Boto, na Província de Ubangi do Sul.

Metodologia

Os dados provêm do inquérito a dez Áreas de Saúde na Zona de Saúde BOTO em 2023. Foi aplicada uma amostra ponderada para selecionar as Áreas de Saúde. Através de análises estatísticas bivariadas, examinámos o risco de viver na velhice, as dificuldades de deslocação e de alimentação, bem como a utilização de diferentes actividades geradoras de rendimentos e o modo d e adaptação em função da idade e do tipo de ambiente.

Resultados

As pessoas idosas enfrentam muitas dificuldades financeiras na zona sanitária em estudo e, quando confrontadas com estes desafios, recorrem mais frequentemente a empréstimos de familiares e à assistência da família. Por conseguinte, a ajuda financeira de familiares também é menos comum na zona devido à pobreza que grassa no país em geral e a nível provincial em particular.

PALAVRAS-CHAVE: Nível económico; Qualidade de vida; Idosos.

Conclusões

As pessoas idosas estão a passar por mais dificuldades financeiras e, sobretudo, no nosso país não existe uma estrutura para o acompanhamento e cuidados diários destas pessoas, muitas das quais morrem rapidamente devido a complicações de mobilidade e à quase inexistência de custos com pensões de reforma.

Contribuição

Enquanto a literatura existente sobre o envelhecimento se centra principalmente nas vulnerabilidades de saúde, o nosso estudo chama a atenção para as dificuldades económicas. O nosso trabalho também contribui para a investigação sobre a ajuda mútua da família e dos amigos, salientando o facto de a assistência financeira da família ou dos amigos parecer ser menos utilizada pelos idosos na República Democrática do Congo.

RESUMO

A noção de idoso é complexa porque se refere à idade mas também à vulnerabilidade. O objetivo deste estudo foi avaliar a qualidade de vida das pessoas idosas na Zona Sanitária do Boto, na Província de Ubangi Sul.

Metodologia

Os dados provêm do Inquérito em dez Áreas de Saúde da Zona de Saúde BOTO em 2020. Foi aplicada uma amostra ponderada para selecionar as Áreas de Saúde. Com base em análises estatísticas bivariadas, examinámos o risco de viver na velhice, as dificuldades de locomoção, a alimentação, bem como a utilização de diferentes actividades geradoras de rendimento, o modo de adaptação em função da idade e do tipo de ambiente.

Resultados

Os idosos enfrentam muitas dificuldades financeiras na zona de saúde em estudo. Quando confrontados com estes desafios, os idosos recorrem mais frequentemente a empréstimos de familiares, ajudantes familiares. Consequentemente, a ajuda financeira dos familiares também é menos frequente na zona devido à pobreza que grassa no país em geral e a nível provincial em particular.

IN MEMORIAM

*Ao nosso falecido pai, Mathieu GBENGBASA KETORO
PENZIBANGA, que nos deixou subitamente;*

*À nossa falecida mãe, Anne Marie NGOMA MOSUKUSA, que nos
deixou há pouco tempo;*

*Às nossas falecidas Grandes Irmãs VANA GBENGBASSA NONO e
GBENGBASSA SESE Mathilde, que faleceram subitamente;*

*Que a paz de Nosso Senhor Jesus Cristo esteja nos vossos lugares de
repouso
até ao grande Dia da Ressurreição.*

AGRADECIMENTOS

Sr. DGA da ANAPEX, Professor Henry GERENDAWELE NGBASE Professor John EKINA BONGONGO, PhD Sra. YANGBANDA MONGAKALE Sabrina; Sr. MBUYI KANKONDE Arthur; Sr. DASE TELO Calvin.

EPIGRAFIA

As sementes de um envelhecimento saudável são lançadas cedo". "Tal como os museus, as bibliotecas são um refúgio contra o envelhecimento, a doença e a morte." "Assim que começamos a espiar o nosso corpo, o envelhecimento já começou." "Quanto mais jovem se é, mais ativo é o envelhecimento.

Marguerite Yourcenar

JÁ PUBLICADO

✓ *Impacto d a utilização de MILDA na prevalência da malária em República Democrática do Congo.*

✓ *Financiamento do Banco Mundial e Indicadores de Pobreza na República Democrática do Congo "Crítica histórica de 1970-2013".*
✓ *Factores explicativos da fertilidade precoce na adolescência em Yakoma, província de North Ubangi.*

ÍNDICE DE CONTEÚDOS

INTRODUÇÃO

A população mundial está a envelhecer, com o aumento da proporção de adultos e idosos e a diminuição da proporção de jovens. Este fenómeno está ligado à redução da dimensão das famílias e ao aumento da esperança de vida. É inevitável, a não ser que regressemos às famílias numerosas de outrora, o que é inconcebível a longo prazo, pois conduziria a u m crescimento demográfico ilimitado. O envelhecimento demográfico afecta todo o planeta, mas está mais ou menos avançado consoante os países. Nos países do Sul, está muitas vezes apenas na sua fase inicial, mas deverá tornar-se muito significativo nas próximas décadas. E vai acontecer mais rapidamente do que no Norte. Na China, por exemplo, a proporção de pessoas com 65 anos ou mais deverá passar de 7% para 14% em apenas 25 anos, e no Vietname, em 17 anos, ao passo que a mesma duplicação demorou mais de cem anos em França[1].

[e]O envelhecimento terá um impacto profundo nas sociedades e exigirá uma atenção crescente por parte dos decisores no século XXI. No mundo desenvolvido, mas também em muitas partes do mundo em desenvolvimento, a proporção de pessoas idosas na população está a aumentar rapidamente. O envelhecimento é uma marca do sucesso do processo de desenvolvimento humano, uma vez que é o resultado de uma menor mortalidade (combinada com uma menor fertilidade) e de uma maior longevidade. O envelhecimento cria também novas oportunidades, que vão de par com a participação ativa dos idosos na economia e na sociedade em geral. Nestes países, em especial nos países em desenvolvimento, onde o número de jovens continua a

crescer rapidamente, o clima económico é favorável ao desenvolvimento económico. O envelhecimento da população coloca também sérios desafios, nomeadamente no que respeita à viabilidade financeira dos regimes de pensões, ao custo dos sistemas de saúde e à plena integração das pessoas idosas como parceiros activos no desenvolvimento da sociedade. O Inquérito Económico e Social Mundial 2007 analisa as oportunidades e os desafios do envelhecimento da população e visa facilitar os debates sobre a aplicação do Plano de Ação Internacional de Madrid sobre o Envelhecimento1 , adotado por consenso pela Segunda Assembleia Mundial sobre o Envelhecimento, em 12 de abril de 2002. O Plano de Madrid fornece um quadro para a integração da questão do envelhecimento da população no debate internacional sobre o desenvolvimento e para a implementação de políticas nacionais capazes de responder ao desafio de trabalhar para a emergência de sociedades abertas a todas as idades. O plano centra-se na integração do envelhecimento na agenda internacional do desenvolvimento, na promoção da saúde e do bem-estar na velhice e na criação de ambientes favoráveis e propícios às pessoas idosas.

QUESTÕES

À medida que a evolução demográfica continua a fazer sentir os seus efeitos, os governos terão de rever as suas políticas. Atualmente, muitos países não têm em conta os valiosos contributos que os idosos continuam a dar. Os cidadãos idosos são pessoas com 65 anos ou mais.1 A nível mundial, a proporção de pessoas idosas está a crescer a um ritmo mais rápido do que outros grupos populacionais. Esta mudança na estrutura e na proporção da população tem implicações a nível local e nacional que podem ser geridas através de respostas políticas atempadas. Para os países em desenvolvimento, incluindo os países da OIC2 , o envelhecimento da população apresenta desafios como a sustentabilidade dos fundos de pensões, a pressão sobre a prestação de serviços sociais e de saúde aos idosos e as oportunidades de emprego adaptadas aos idosos. Os Estados Unidos da América estão a afetar 8,3 mil milhões de dólares americanos para melhorar a qualidade de vida dos idosos que vivem com deficiências.[3]

O envelhecimento não é sinónimo de uma pior qualidade de vida em França; o índice de qualidade não se altera com a idade e quanto mais negativo for o índice, mais a qualidade de vida é afetada por problemas físicos, sociais, psicológicos e económicos.[1]

Em África, a maioria das pessoas idosas depende das suas famílias, vive perto delas ou vive com descendentes que podem oferecer apoio material, financeiro e emocional, pelo que os cuidados às pessoas idosas continuarão a depender de formas de solidariedade familiar.[2]

Na Costa do Marfim, as pessoas com 65 anos ou mais são portadoras de deficiência devido a problemas físicos, e o seu baixo nível económico faz com que tenham problemas de assistência, o que exige recursos financeiros consideráveis.[3]

Na República Democrática do Congo, o relatório do SNIS 2015-2016 indica que as condições de vida das pessoas idosas na zona sanitária de BOTO continuam a ser preocupantes. Dos 1.047 casos de morte registados na comunidade, 207 são de pacientes adultos, incluindo 160 casos de pessoas com 65 anos ou mais. Nesta categoria, 7 em cada 10 casos morrem de desnutrição num prazo de 48 a 72 horas, apesar do tratamento adequado. Para melhorar a sua qualidade de vida, a Zona de Saúde (ZS) está a organizar a inscrição de alguns doentes na sua rede. Por outro lado, para as pessoas hospitalizadas no Hospital Geral de Referência, existe um subsídio em termos de açúcar, farinha de milho e soja. Apesar destes esforços, o número de mortes ligadas à má nutrição entre os idosos continua a ser alarmante. Os seres humanos estão em constante interação com o seu ambiente e, para melhorar a sua qualidade de vida, procuram constantemente melhorar o seu ambiente para que este possa satisfazer melhor as suas necessidades. Há cerca de trinta anos que os investigadores se debruçam sobre a interação entre o ser humano e o seu ambiente, mas só recentemente é que a investigação se intensificou neste domínio. Não só estamos a tentar descobrir mais sobre a interação entre os seres humanos e o seu ambiente, como também estamos a tentar determinar que tipos de ambiente são necessários para facilitar a vida das pessoas com necessidades específicas. Vejamos, por exemplo, os progressos registados nos últimos anos para melhorar o acesso a locais públicos por parte de pessoas com deficiências físicas. As pessoas idosas contribuem para a sociedade de muitas formas, quer no seio das suas famílias, quer nas suas comunidades locais, quer na sociedade em geral. No entanto, a dimensão destes recursos humanos e sociais e as oportunidades que se abrem a cada um de nós à medida que envelhecemos dependerão muito de uma caraterística fundamental: a nossa saúde. Se as pessoas gozarem de boa saúde durante estes anos extra de vida, haverá poucos limites à sua capacidade de realizar as actividades de que gostam. Se esses anos extra forem dominados por um declínio da capacidade física e intelectual, as implicações para os idosos e para a sociedade poderão ser muito mais negativas. Embora se parta frequentemente do princípio de que o aumento da longevidade é acompanhado por um período mais longo de vida saudável, as provas de que os idosos de hoje gozam de melhor saúde do que os seus pais são menos encorajadoras. As mudanças associadas ao envelhecimento manifestam-se em muitos aspectos da sua vida, incluindo a sua condição física, socioeconómica e social e o seu bem-estar mental[1] . As necessidades das pessoas mudam à medida que envelhecem, tal como a sua interação com o ambiente. Por vezes, devido a problemas específicos, como problemas de saúde física, o ambiente em que vivem as pessoas idosas não é suficiente para satisfazer as suas necessidades, pelo que têm de mudar o seu ambiente de vida. Para responder às necessidades físicas destas pessoas, são criadas instituições especializadas com diferentes tipos de serviços. Cerca de 5% dos idosos vivem em instituições deste tipo. O que acontece então aos idosos fisicamente autónomos? Onde vivem e como interagem com o seu ambiente? Podem, evidentemente, permanecer no mesmo ambiente para o resto das suas vidas, ou mudar completamente de ambiente de vida. Podem escolher viver num ambiente onde vivem pessoas de diferentes idades, ou viver num ambiente reservado a pessoas idosas.

CAPÍTULO 1
DETERMINANTES DEMOGRÁFICAS DO ENVELHECIMENTO

O envelhecimento da população é um fenómeno que ocorre quando a idade média de uma população aumenta em resultado da diminuição da fertilidade e do aumento da esperança de vida. A primeira secção deste capítulo trata da fecundidade e da esperança de vida, os principais determinantes do envelhecimento. A segunda secção é dedicada aos diferentes conceitos associados ao envelhecimento, enquanto a terceira apresenta os diferentes problemas enfrentados pelos idosos.

SECÇÃO 1. FERTILIDADE E ESPERANÇA DE VIDA

1.1. Fertilidade

A taxa de fertilidade indica o número de nados-vivos por mulher num país. Para manter um equilíbrio natural da população, considera-se adequada uma taxa de fertilidade de substituição de 2,1 filhos por mulher. Embora as taxas de fertilidade acima dos níveis de substituição indiquem um crescimento da população, taxas de fertilidade muito elevadas podem conduzir a dificuldades socioeconómicas para as famílias.

Por outro lado, taxas de fertilidade inferiores à taxa de substituição indicam um envelhecimento da população e uma redução simultânea da sua dimensão. Tal como acontece com as taxas de substituição muito elevadas, as taxas de substituição baixas podem também resultar no envelhecimento da população. Isto tem consequências socioeconómicas que têm de ser resolvidas através de políticas públicas e de adaptações institucionais.

1.2 Esperança de vida dos idosos

Desde os anos 60, os estudos demográficos realizados em vários países mostraram que a esperança de vida aumentou nos países desenvolvidos, e este fenómeno começa também a ser observado nos países em desenvolvimento, nomeadamente nas zonas urbanas. [ème]No século XXI, em todo o mundo, as pessoas tendem a viver mais tempo. O aumento da esperança de vida é um testemunho dos progressos da ciência e da medicina, bem como de uma melhor nutrição, higiene, cuidados de saúde, educação e bem-estar económico.

SECÇÃO 2. DIFERENTES CONCEITOS RELACIONADOS COM O ENVELHECIMENTO

Esta secção apresenta os vários conceitos relacionados com o envelhecimento abordados neste livro e a literatura subjacente.

2.1. Qualidade de vida

A OMS define qualidade de vida como: "A perceção que um indivíduo tem do seu lugar na vida, no contexto da cultura e do sistema de valores em que vive e em relação aos seus objectivos, expectativas, normas e preocupações. É um campo concetual amplo, que engloba de forma complexa a saúde física, o estado psicológico e o nível de independência de uma pessoa, as suas relações sociais, as suas crenças pessoais e a sua relação com as especificidades do seu ambiente .[1]

2.2. Terceira idade

As pessoas que abandonam o mundo do trabalho com consequências socioeconómicas e psicológicas encontram-se numa fase da sua vida em que se acelera o inexorável processo de envelhecimento, com tudo o que isso implica em termos de problemas de saúde e de dependência.[2]

A **"terceira idade"**: esta expressão parece ter sido cunhada inicialmente para designar a fase que se segue à idade adulta. A utilização do adjetivo ordinal (terceira) remete para a ordem de sucessão geracional. Assim, qualquer pessoa que tenha ultrapassado as duas primeiras fases (juventude e idade adulta) poderia ser considerada como estando na terceira idade. Embora este termo tenha sido utilizado durante muito tempo, caiu em desuso devido ao aumento da longevidade e à distinção entre as diferentes fases do processo de envelhecimento (por vezes, é utilizada a expressão "4ᵉ idade").[3]

Pessoa idosa": a escolha preferida é a expressão "pessoa idosa", que é mais neutra, porque se refere apenas à idade e não estabelece qualquer limite (flexibilidade). É o termo recomendado pelos textos internacionais .[4]

A definição geralmente aceite é a de que a população em causa é a que tem 60 anos ou mais. Na literatura de língua francesa sobre gerontologia, encontramos frequentemente a palavra "Ainés", que transmite uma impressão de respeito e pode ser proposta como alternativa. Nas secções mais técnicas, surgem expressões como

O termo "60+" ou "80+" é utilizado principalmente para designar grupos etários. No entanto, a idade como limite de uma etapa da vida é inteiramente relativa e varia muito de um contexto para outro, em função da cultura, das condições de vida que não são propícias a um envelhecimento saudável e ativo ou da legislação em vigor (por exemplo, a legislação relativa às pensões).

2.3. Envelhecimento

É o conjunto de processos fisiológicos e psicológicos que modificam a estrutura e as funções do organismo a partir da meia-idade.[1]

É um processo lento, progressivo e irreversível que resulta d e factores genéticos e ambientais e depende de acontecimentos de vida individuais ou colectivos .[2]

O envelhecimento é o efeito geral do tempo num organismo biológico. Este processo reduz as reservas funcionais da maioria dos sistemas fisiológicos, tornando-os vulneráveis a muitas doenças.

Envelhecimento": conceito utilizado pelas instituições internacionais para designar o processo que conduz progressivamente à velhice e à morte. Explica o processo pelo qual as populações mundiais registam uma proporção cada vez maior de pessoas com mais de 60 anos. Este conceito é importante para compreender que o curso da vida é caraterístico de todos os seres vivos, que é irreversível e que cada etapa da vida depende das etapas anteriores. É a abordagem do "tempo de vida" que está atualmente a ser promovida nos quadros políticos internacionais.

Para além destes termos, poderíamos também utilizar a palavra "velho" ou "vieille", que pode ser aceitável na conversa quotidiana, mas não é adequada como linguagem técnica e corre o risco de ter uma conotação pejorativa, dependendo da cultura.

Os processos envolvidos na senescência são ainda pouco conhecidos e requerem mais investigação sobre a biologia do envelhecimento. O processo fisiológico do envelhecimento ocorre em simultâneo, mas não necessariamente em paralelo, com a idade cronológica.

Embora a longevidade pareça ser, em certa medida, "hereditária" (20 a 30%), a investigação sobre os genes envolvidos no processo de envelhecimento é ainda incipiente e estamos a descobrir gradualmente a importância de um certo número de processos físico-químicos de importância metabólica, que dependem, portanto, do ambiente no sentido mais lato do termo: ecológico, climático, alimentar, higiénico e sociocultural. O rápido aumento da esperança média de vida desde o início do século põe em evidência o importante papel desempenhado pelos factores extrínsecos (condições de vida e de trabalho, alimentação, melhoria das condições de habitação, aquecimento, vestuário e higiene, progressos da medicina).

2.3.1. Tipos de envelhecimento

Existem, portanto, três tipos possíveis de envelhecimento[1]

✓ o processo "bem sucedido", sem patologia, com baixo risco de desenvolver patologia e com um elevado grau de autonomia;

✓ o processo "normal" sem patologia, mas com riscos de desenvolvimento de patologia;

✓ o processo "patológico" marcado por numerosos factores de risco, patologias e/ou deficiências que se instalam numa fase muito precoce.

A isto pode acrescentar-se o conceito de **"envelhecimento ativo"**, que para a OMS (2002)[2] , é definido como "o processo de otimização das oportunidades de saúde, participação e segurança com o objetivo de melhorar a qualidade de vida das pessoas idosas ao longo da vida" e de **"envelhecimento saudável"**, que para o programa europeu "Envelhecimento Saudável", que visa estabelecer recomendações para a promoção da saúde e a prevenção para as pessoas idosas com base numa revisão da literatura, é definido como "o processo de otimização das oportunidades de saúde, participação e segurança com o objetivo de melhorar a qualidade de vida das pessoas idosas ao longo da vida".[3] que tem por objetivo elaborar recomendações sobre a promoção da saúde e a prevenção para os idosos com base numa revisão da literatura, é definido da seguinte forma: "o processo de otimização da saúde física, mental e social para permitir que as pessoas idosas sejam socialmente activas sem discriminação e gozem de independência e de uma boa qualidade de vida". Inspirado na abordagem populacional, este conceito evoluiu ao longo dos anos para englobar todos os determinantes da saúde, incluindo factores de risco individuais e factores ligados ao ambiente das pessoas. Uma das muitas definições de envelhecimento, a da Agência de Saúde Pública do Canadá, apresenta-o mais ou menos como um aspeto da promoção, prevenção e proteção da saúde que se centra nos factores que influenciam o envelhecimento da população.

Este conceito implica também a manutenção de uma boa qualidade de vida e a prevenção da deficiência[1] . Para o Ministério da Saúde do Canadá, o envelhecimento saudável é "um processo ao longo da vida de otimização das oportunidades para melhorar e manter a saúde física, social e psicológica e o bem-estar, a independência e a qualidade de vida, e para promover transições suaves entre as diferentes fases da vida".[2]

De acordo com os Centros de Controlo e Prevenção de Doenças[1] , o envelhecimento saudável é um processo que promove o desenvolvimento e a manutenção de um bem-estar físico, social e cognitivo ótimo. Num ambiente seguro, este processo é possível através da adoção de hábitos de vida saudáveis e da utilização adequada de serviços preventivos destinados a minimizar o impacto de problemas de saúde específicos ou crónicos. A Organização para a Cooperação e Desenvolvimento Económico (OCDE, 2000), com vista a manter a prosperidade dos países em envelhecimento, centra a sua definição de envelhecimento ativo na noção mais restrita de produtividade. Aborda o envelhecimento ativo como a capacidade de as pessoas, à medida que envelhecem, levarem uma vida produtiva na sociedade e na economia. Estas pessoas têm então a oportunidade de fazer escolhas quanto à forma como vivem, aprendem, trabalham, se divertem e cuidam dos outros.

No modelo de envelhecimento saudável de Bryant, Corbett e Kutner (2001), o envelhecimento saudável é o resultado de uma série de ligações entre diferentes aspetos e pode ser resumido pela expressão "Going and doing "2 (Figura 1). Estas palavras, que poderiam ser traduzidas como "mover-se e fazer", evocam bem-estar, realização e auto-realização. O modelo proposto sublinha a importância dos factores cuja presença pode moldar positivamente a perceção que os idosos têm do seu próprio envelhecimento e o facto de que, inversamente, a ausência desses factores conduz a uma perceção negativa. Há quatro factores inter-relacionados. O primeiro, ter um objetivo e actividades significativas a realizar, refere-se à realização de actividades da vida diária, mas também à importância do exercício de papéis sociais. Ter as competências necessárias para enfrentar os desafios que se colocam é outro fator (por exemplo, mobilidade, boas funções cognitivas, ausência de problemas sensoriais). A perda de certas funções afecta o estilo de vida das pessoas idosas a diferentes níveis e pode levar a uma perceção negativa do seu envelhecimento. Por outro lado, o acesso aos recursos e serviços adequados pode promover uma visão positiva do envelhecimento, ajudando a compensar as perdas e a manter estilos de vida saudáveis. Por último, ter uma atitude positiva, ou seja, a motivação para participar em actividades, é um fator determinante na auto-realização, o principal fundamento deste modelo de envelhecimento saudável. A realização, baseada nestas quatro condições, é modulada por factores como o apoio, a capacidade de adaptação da pessoa e as possibilidades de compensação no ambiente.

Figura 1: Modelo "ir e fazer" para um envelhecimento saudável

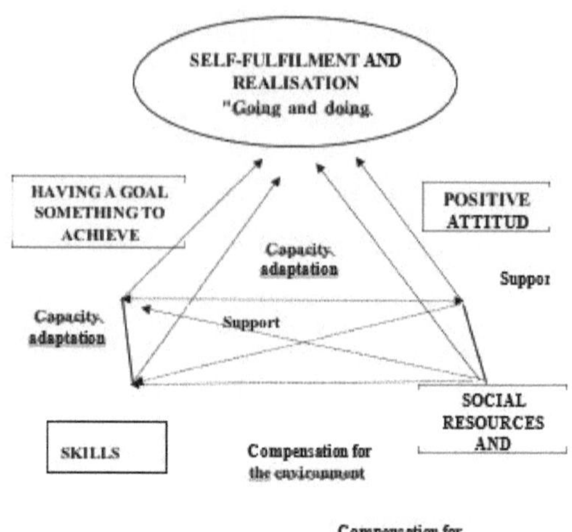

Extraído de : L.L. Bryznt, Corbett e J.S. Kutner (2001). "In their own words: a model of healthy aging", Social sciences and medecin, 53 (7), p.927-941.

2.3.2. Vulnerável

Uma pessoa é considerada vulnerável quando está exposta a riscos susceptíveis de a empurrar para a necessidade ou dependência de uma intervenção externa. O risco é definido como qualquer acontecimento incerto cuja ocorrência é imprevisível e que pode causar um choque suscetível de reduzir, ou mesmo eliminar, o bem-estar de indivíduos, agregados familiares ou grupos. A vulnerabilidade refere-se ao risco de sofrer as consequências de acontecimentos imprevistos ou de choques que podem afetar gravemente o bem-estar.

SECÇÃO 3. PROBLEMAS ENFRENTADOS PELOS IDOSOS

Os idosos são frequentemente confrontados com problemas de saúde, físicos, sociais, psicológicos e económicos. Nesta secção, vamos analisar estes diferentes problemas.

3.1. Problemas de saúde

As doenças mais frequentemente referidas pelas pessoas com idades compreendidas entre os 45 e os 74 anos são os problemas dentários, citados por quase nove em cada dez pessoas, e os problemas de visão (refração) (59%). Seguem-se os problemas osteoarticulares, referidos por mais de uma pessoa em cada quatro. A hipertensão arterial afecta 11% dos homens e das mulheres. As perturbações do sono e a depressão são igualmente frequentes. Os idosos precisam tanto de assistência na vida quotidiana como de cuidados médicos. Estas necessidades inscrevem-se no âmbito geral da proteção social e da segurança social: necessidades de serviços sociais e de serviços de saúde. Além disso, não são independentes umas das outras. Por exemplo, os cuidados aos idosos são prestados em simultâneo com os cuidados médicos. Por conseguinte, nem sempre é fácil distinguir entre o que é coberto pelo seguro de saúde e o que é coberto por um sistema de dependência específico. A diversidade dos sistemas de cuidados tem, por conseguinte, um impacto direto nos sistemas de cuidados aos idosos e nas abordagens adoptadas pelos diferentes países em termos de A prestação de cuidados aos idosos está geralmente ligada ao sistema de saúde existente (e, de um modo mais geral, ao sistema de proteção social).[1]

3.2. Problemas físicos

São vários: qualidade da dor, morbilidade, actividades correntes e actividades de lazer. Na Bélgica, o declínio da qualidade de vida das pessoas idosas está associado a uma série de doenças, factores de risco (como o tabagismo, o consumo excessivo de álcool e a obesidade) e determinantes sociodemográficos; os problemas mais frequentemente assinalados dizem respeito, em primeiro lugar, à dimensão dor/desconforto, seguida dos problemas de mobilidade e dos problemas na realização das actividades quotidianas. Por último, a autonomia é o aspeto menos frequentemente referido.[2]

No Quebeque, 87,5% dos idosos que vivem em agregados familiares não têm problemas de mobilidade; os idosos saudáveis, economicamente favorecidos e bem integrados na sua comunidade, passam mais tempo nos tempos livres e recorrem menos aos serviços sociais e de saúde .[3]

Na Suíça, 45% dos idosos com uma doença crónica consideram que não têm uma boa qualidade de vida (contra 25% para os que têm uma doença crónica). entre os que não têm uma doença crónica). Cinquenta e oito por cento dos idosos limitados nas suas actividades dizem que a sua qualidade de vida não é boa; 36% são limitados mas não muito limitados e 16% não são de todo limitados; mais de três quartos dos idosos que vivem em casa - mais homens do que mulheres - dizem que estão satisfeitos com a vida em geral.[1]

3.3. Problemas sociais

As pessoas idosas são confrontadas com o isolamento social e com dificuldades relacionais. O avanço da idade tem várias consequências sociais, nomeadamente a diminuição das redes sociais devido à viuvez frequente das mulheres, o afastamento dos filhos, o desaparecimento de contemporâneos para os idosos e a redução dos recursos para muitos.[2] Em França, 60% dos idosos estão protegidos contra o risco de demência e de declínio cognitivo pela presença de uma rede de apoio social; 74% dos idosos já não frequentam associações culturais e desportivas .[3]

Na Bélgica, as pessoas no terceiro ano de vida beneficiam de serviços normais de assistência ao domicílio (entrega de refeições, cuidados de higiene pessoal, assistência na manutenção da casa, etc.). Quarenta e quatro por cento dos idosos têm um sentimento negativo em caso de rutura súbita das relações sociais; 45% dos idosos estão bem equipados socialmente, contam com uma vasta rede social e não se sentem sós.[1]

Em Inglaterra, 12% dos idosos afirmam não ter filhos, o que reflecte o seu isolamento social e familiar .[2]

3.4. Problemas mentais

As pessoas com 65 anos ou mais apresentam uma série de problemas psicológicos, como distúrbios do sono, autoestima, sentimentos negativos (desespero, melancolia, ansiedade, depressão). E a vida sexual. Em França, 50% dos idosos queixam-se de insónia, 30% de hipersónia e 15% de síndrome de apneia do sono. 25% dos belgas com

65 anos ou mais vivem com sentimentos negativos como a melancolia, o desespero, a ansiedade e a depressão.[3]

Em Marrocos, 45% dos idosos têm autoestima que está positivamente associada ao género, local de residência, profissão, nível de educação e estado civil .[1]

3.5. Problemas económicos

Os problemas económicos dos idosos são o número de filhos a cargo, os cuidados em caso de doença, a repartição da maior parte dos rendimentos, a forma de ganhar alimentos, os meios de ganhar dinheiro, o acesso aos alimentos e as actividades geradoras de rendimentos.

No Benim, os idosos trabalham no sector informal (homens 10%, mulheres 2%) e recebem uma pensão de reforma (homens 52%, mulheres 3%).[2]

No Mali e no Burkina Faso, 45% das pessoas idosas que vivem em agregados familiares pobres têm dificuldade em aceder aos alimentos da sua escolha.[3]

Nos Camarões, 50% das pessoas idosas obtêm o seu rendimento da agricultura, da pecuária, do comércio e das pensões.[4]

No Leste da RDC (Butembo), as pessoas idosas têm dificuldade em aceder à alimentação que desejam e aos serviços de saúde de que necessitam.[1]

3.5.1. Segurança económica para os idosos

As condições de vida deterioram-se frequentemente para os idosos. À medida que as pessoas envelhecem, a redução das oportunidades económicas e a deterioração da saúde aumentam frequentemente a sua vulnerabilidade à pobreza. No entanto, estas condições variam consoante o contexto e a categoria das pessoas idosas. Os meios de subsistência tendem a diferir da mesma forma. Nos países desenvolvidos, as pensões são o principal meio de subsistência e de proteção dos idosos, ao passo que nos países em desenvolvimento são poucos os idosos que têm direito a uma pensão, pelo que têm de encontrar outras fontes de rendimento. Com efeito, 80% da população mundial não beneficia de uma proteção suficiente contra os riscos de saúde, de invalidez e de rendimento na velhice[2] . Isto pode significar que, só nos países em desenvolvimento, cerca de 342 milhões de idosos não dispõem atualmente de segurança de rendimento suficiente. Este número poderá aumentar para 1,2 mil milhões em 2050 se a cobertura dos actuais mecanismos destinados a garantir a segurança do rendimento for reduzida. o rendimento das pessoas idosas não for alargado. A transição demográfica coloca um enorme desafio para garantir a existência e a viabilidade dos regimes de pensões e de outros sistemas destinados a assegurar a segurança económica de um número cada vez maior de idosos, tanto nos países desenvolvidos como nos países em desenvolvimento. De acordo com as conclusões do inquérito sobre a situação no mundo, este desafio está longe de ser impossível de enfrentar com medidas adequadas.

3.5.2. Pobreza entre os idosos

Os dados empíricos sugerem que as pessoas idosas que vivem em países com sistemas universais de pensões e transferências públicas têm menos probabilidades de cair na pobreza do que os grupos mais jovens da mesma população. Nos países onde os regimes de pensões têm uma cobertura limitada, a pobreza entre os idosos tende a corresponder à média nacional. É evidente que a probabilidade de ser pobre na velhice não depende apenas da cobertura das pensões. Regra geral, o grau de pobreza entre os idosos varia em função do nível de educação, do género e das condições de vida. A probabilidade de cair na pobreza entre os idosos diminui à medida que aumenta o nível de educação. As mulheres idosas têm mais probabilidades de serem pobres do que os homens idosos. Nos países em desenvolvimento, a maioria das pessoas idosas sofre de uma enorme insegurança de rendimento quando não existe um regime formal de pensões. Para aqueles que não têm proteção, muitas vezes Para os pequenos agricultores, trabalhadores agrícolas e trabalhadores do sector informal, a noção de reforma não existe. Não tendo tido um emprego formal, estas pessoas não têm direito a uma pensão e, se não conseguiram acumular reservas suficientes, têm de continuar a trabalhar para viver. A situação pode ser bastante precária para as pessoas muito idosas (80 anos ou mais), que podem não ter a mesma capacidade de trabalho que os jovens. As pessoas que viveram em situação de pobreza no auge da sua vida ativa continuarão a ser pobres, se não se tornarem ainda mais pobres com a idade. As pessoas que estão acima do limiar de pobreza, mas que não conseguiram poupar para o consumo na velhice, correm o risco de se tornarem pobres à medida que envelhecem. As pessoas idosas podem frequentemente contar com o apoio da família e da comunidade para sobreviver ou complementar o seu rendimento. A este respeito, os idosos que não são casados, que perderam o cônjuge ou que não têm filhos (especialmente as mulheres) correm um risco ainda maior de pobreza grave. A dependência das redes familiares pode não proteger totalmente os idosos da pobreza, uma vez que estas redes têm, elas próprias, rendimentos limitados. É, evidentemente, muito mais difícil garantir um rendimento adequado aos idosos quando a pobreza é generalizada.[1]

3.5.3. Garantir o apoio aos idosos

Para poderem ter uma vida saudável e autónoma na velhice e participar na vida social, os idosos precisam de poder contar com serviços de cuidados e de apoio, que devem ser de elevada qualidade e acessíveis. As normas de qualidade e o financiamento dos cuidados são regulamentados. Esta clarificação ainda está pendente. Os cuidados são um conjunto de acções adaptadas às necessidades, aos desejos e à situação de vida da pessoa que recebe os cuidados. Os actos de encorajamento são tão importantes como os actos de bondade. Os cuidados têm em conta os recursos e as limitações da pessoa que recebe os cuidados. Os cuidados são uma combinação de acções de apoio e de cuidados. Dependendo da situação de vida e da fragilidade das pessoas em causa, a ação pode centrar-se mais no estímulo, na motivação, ou mesmo na prevenção e na proteção.[1] Para garantir que os actos de cuidado não conduzam à dependência ou à tutela, a dignidade humana impõe limites: as acções de cuidado nunca devem pôr em causa a integridade, a autodeterminação, os direitos fundamentais e o respeito da pessoa cuidada. É importante ter em conta que a autonomia e a dependência não são contraditórias Reforçar o auto-conceito positivo. A ação centrada na pessoa exige que se tenha em conta o auto-conceito da pessoa idosa. Este é a autoimagem da pessoa e a forma como ela a avalia. Esta autoimagem está em constante mudança. No entanto, devido à sua experiência, as pessoas idosas têm uma autoimagem bem estabelecida. Esta estabilidade pode ajudar a compensar a falta de competências. Com a idade, também pode ser uma expressão de flexibilidade reduzida: a autoimagem que aprendemos a amar só se pode ajustar de forma limitada às mudanças relacionadas com a idade.

Os cuidados reconhecem o auto-conceito da pessoa idosa e colocam a tónica nos seus recursos, quer se trate de competências cognitivas ou de capacidades práticas quotidianas. Desta forma, evita reforçar os aspectos negativos, como o sentimento de incapacidade ou de inutilidade. Simultaneamente, os cuidados ajudam as pessoas idosas a adaptar, tanto quanto possível, a sua autoimagem às mudanças nas suas condições de vida. Não perder de vista o ambiente de vida.

Uma abordagem centrada na pessoa significa ter sempre em conta o ambiente em que a pessoa vive. Novos desafios e mudanças no ambiente espacial, social e institucional são o ponto de partida para o desenvolvimento de competências e estratégias de domínio. Acima de tudo, trata-se de compreender a experiência, o modo de pensar e os sentimentos do outro. O trabalho centrado na pessoa significa encontrar soluções e meios em conjunto com as pessoas em causa, e não à custa dos outros. o seu lugar. Assumir o controlo não significa executar, mas tornar possível1.

CAPÍTULO 2
ENVELHECIMENTO DA POPULAÇÃO NA RDC

O envelhecimento demográfico de uma população ocorre quando a estrutura da população apresenta proporcionalmente poucos jovens e muitos idosos.

SECÇÃO 1. ENVELHECIMENTO EM RDC

Na República Democrática do Congo, a análise das estatísticas demográficas de 1984 a 2000 mostra que a população da República Democrática do Congo (RDC) não é muito idosa, não está a envelhecer e está a morrer bastante jovem. Acontece que a RDC não segue o padrão demográfico que caracteriza os países industrializados da Europa, que registam uma tendência populacional conhecida como transição demográfica, partindo de uma determinada situação de baixo crescimento populacional devido a uma elevada taxa de natalidade e a uma elevada mortalidade, e terminando numa situação ainda caracterizada por um baixo crescimento populacional, mas desta vez causado por baixas taxas de mortalidade e de natalidade. Na RDC, apesar de uma descida relativa da mortalidade, a fecundidade não está a diminuir, mas está mesmo a aumentar. O resultado é uma estrutura etária cada vez mais jovem e cada vez menos idosa. O autor propõe dois tipos de acções: as que visam permitir o envelhecimento da população (luta contra a mortalidade prematura) e as que visam reduzir o número de idosos. não ficar demasiado jovem (promoção da paternidade responsável) e as que visam assegurar o apoio aos idosos.[1]
De acordo com os dados do Inquérito Demográfico e de Saúde (EDS-

RDC, 2013-2014), a proporção de pessoas idosas (com 60 e mais anos) é de 4% do total da população, sendo praticamente nula a diferença entre sexos (4% para homens e mulheres), ou entre locais de residência (4% nas zonas urbanas e rurais)[2] . Este facto apoia a hipótese de que "a população congolesa não é muito velha, não envelhece e morre bastante jovem".

Figura 2. Pirâmide etária da população congolesa/zairiana em 1984.

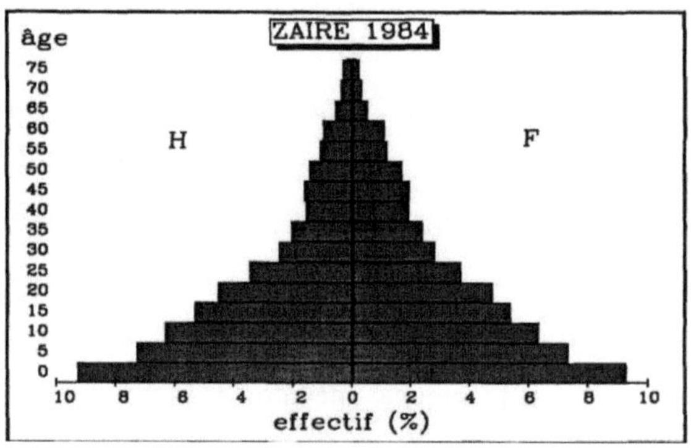

Fonte: INSS-RDC, Recenseamento Geral da População, 1984

A figura abaixo mostra claramente que há menos pessoas com 65 anos ou mais, cerca de 4%. A pirâmide com uma base mais lárga e um topo mais estreito.

Figura 3. Pirâmide etária da população congolesa em 2014.

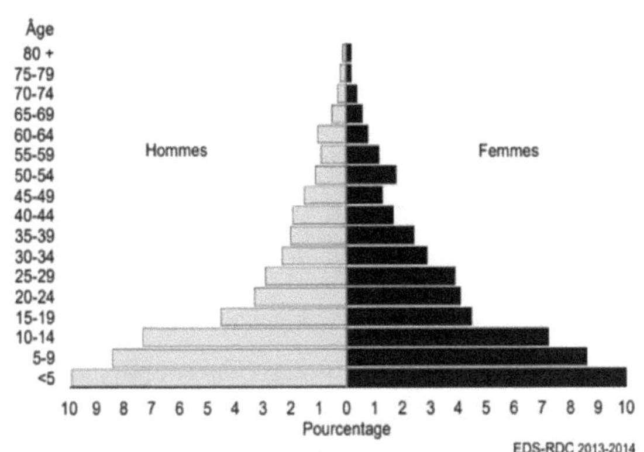

Fonte: Inquérito Demográfico e de Saúde (EDS 2013-2014).

Vários anos mais tarde, a situação mantém-se inalterada. Quando comparamos as duas pirâmides etárias, verificamos que, embora aqui estejamos a começar com pessoas de 65 e 80 anos ou mais, a proporção permanece a mesma, 4%. A pirâmide tem uma base mais larga e um topo mais estreito.

SECÇÃO 2. GESTÃO DO ENVELHECIMENTO NA RDC

A dinâmica social e os mecanismos utilizados para cuidar dos idosos dependentes na República Democrática do Congo são muito diferentes dos dos países desenvolvidos. São muito poucos os idosos que têm acesso a uma pensão e estão desligados das poucas estruturas de saúde que prestam cuidados. (um deles é um instituto público, o outro cuida dos reformados da função pública e de certos sectores privados). Na República Democrática do Congo, não foi adoptada qualquer lei que preveja a gratuitidade dos cuidados de saúde para as pessoas com mais de 60 anos, como acontece no Senegal e noutros países. As famílias estão a intervir cada vez mais para compensar as carências do Estado. No entanto, estas famílias, que são igualmente vulneráveis do ponto de vista económico e social, têm de ser criativas para mobilizar os recursos necessários para cuidar dos seus familiares idosos e doentes. Por vezes, a assistência é segmentada e fragmentada de acordo com as capacidades de cada membro da família. Muitas vezes, para além dos cuidados financeiros, a gestão e o apoio quotidianos são também divididos. As mulheres tratam da roupa dos maridos e as filhas mais velhas tratam da roupa das mães. Os homens da família encarregam-se de acompanhar os pais aos estabelecimentos de saúde ou, na falta destes, de pagar os tratamentos.

É de notar que alguns idosos continuam a suportar as suas próprias despesas e até as dos seus filhos. Nas instituições de saúde, estes cuidadores são chamados a alimentar os pais quando estes estão hospitalizados, ou a ajudá-los a fazer exercícios durante as sessões de fisioterapia. Este trabalho continua em casa, com sessões de massagem e exercícios de reabilitação. No final, estas famílias desenvolvem os conhecimentos e as competências que designamos por saberes leigos. O domínio destes "saberes" confere-lhes um estatuto privilegiado, tal como acontece com as pessoas que pagam os cuidados médicos ou as despesas familiares, e permite-lhes evitar o pagamento dos cuidados. O papel e o lugar dos familiares prestadores de cuidados na prestação de cuidados aos idosos dependentes na República Democrática do Congo evidenciam as relações de poder entre os indivíduos no seio da família, bem como os jogos de posicionamento destes actores na sua procura de estatuto social.

2.1. Sistemas de saúde e de proteção social

As pessoas dependentes necessitam tanto de assistência na vida quotidiana como de cuidados médicos. Estas necessidades inscrevem-se, em termos gerais, no âmbito da proteção social e da segurança social: necessidades de serviços sociais e de serviços de saúde. Além disso, não são independentes umas das outras. Por exemplo, os cuidados de dependência são prestados ao mesmo tempo que os cuidados médicos. Por conseguinte, nem sempre é fácil distinguir entre o que é coberto pelo seguro de saúde e o que é coberto por um sistema específico de cuidados de longa duração. A diversidade dos sistemas de cuidados tem, por conseguinte, um impacto direto nos sistemas de cuidados a pessoas dependentes, e a abordagem adoptada pelos diferentes países em matéria de cuidados a pessoas dependentes está geralmente ligada ao sistema de saúde (e, de um modo mais geral, ao sistema de proteção social) existente.

2.1.1. Sistemas de saúde e de proteção social na RDC

Na República Democrática do Congo (RDC), a grande maioria da população não dispõe de qualquer forma de segurança social. Poucas pessoas têm um emprego regular ou recebem um salário. A maioria trabalha no sector informal, auferindo rendimentos irregulares e instáveis. É, portanto, a capacidade de pagamento que determina o acesso aos cuidados de saúde, nomeadamente através da solidariedade familiar. A cobertura da segurança social no sector formal é fraca e só se aplica aos funcionários públicos e aos trabalhadores de algumas empresas. Devido a uma base tributária reduzida (devido à importância do sector informal), à fraca capacidade institucional de cobrança de impostos (cobertura administrativa insuficiente do território) e ao incumprimento das leis fiscais, o financiamento de um sistema de saúde através da cobrança de impostos (sistema Beveridge na Grã-Bretanha) é, portanto, difícil. Poderíamos inspirar-nos no sistema bismarckiano, baseado nas contribuições dos trabalhadores e dos empregadores.

Para o efeito, é necessário sensibilizar a população para o conceito de seguro de doença, a fim de lhe incutir um espírito de antecipação: "contribuir para o dia em que adoecer". Deste modo, evitam-se as despesas de urgência, que são frequentemente a causa dos atrasos no acesso aos cuidados de saúde. Embora o Estado não possa financiar este sistema de segurança social na sua totalidade, deve, no entanto, enquanto legislador, ser capaz de organizar e regular o sector e melhorar as condições gerais de acesso aos cuidados de saúde. O seguro de saúde universal, tal como existe na Europa, parece, de momento, fora de alcance na RDC. A mutualidade (estrutura de seguro voluntária e sem fins lucrativos) parece ser um bom sistema para uma parte da população capaz de pagar quotizações regulares, nomeadamente os assalariados e os funcionários públicos. As mútuas privadas (organizações com fins lucrativos geralmente reservadas à minoria rica) não podem representar uma solução para a maioria da população. O Estado deve continuar a ser o responsável, nomeadamente (1) proporcionando um ambiente adequado para a promoção das mutualidades, na aceção da Lei da Mutualidade (2) regulando o sector dos seguros privados, nomeadamente através da aprovação de leis que os obriguem a cobrir as pessoas com baixos rendimentos e que definam a cobertura mínima que esses seguros devem oferecer aos beneficiários (por exemplo, cobertura para situações de emergência) (3) promovendo o acesso aos serviços de saúde para os grupos com menores rendimentos, através de subsídios e dos idosos .1

2.1.2. Proteção social na RDC

A proteção social designa o conjunto dos mecanismos colectivos de bem-estar que permitem aos indivíduos fazer face às consequências financeiras dos riscos sociais, ou seja, das situações susceptíveis de comprometer a segurança económica dos indivíduos ou das suas famílias, provocando uma redução dos seus recursos ou um aumento das suas despesas. Por um lado, permite aos indivíduos sobreviver quando são atingidos por riscos sociais e, por outro, reduzir as desigualdades face aos riscos da vida, assegurando-lhes um rendimento mínimo que lhes permita integrarem-se na sociedade.[1] A extensão da proteção social é uma das prioridades da Organização Internacional do Trabalho (OIT)[2] e constitui o principal objetivo do Governo da República Democrática do Congo, que se esforça por alargar a cobertura efectiva da proteção social a todas as camadas da população congolesa até 2030. O ponto de partida para tal é garantir um nível mínimo de proteção social à maioria da população através da criação de uma base de proteção social sob a forma de mutualidades sociais.

2.1.3.Seguro mútuo social

Trata-se de "agrupamentos que, principalmente através das quotizações dos seus membros, têm por objetivo realizar, no interesse dos seus membros e das pessoas a seu cargo, uma ação de previdência, de entreajuda e de solidariedade, destinada a prevenir os riscos sociais pessoais e a compensar as suas consequências".[3]

As mútuas sociais funcionam com base nos seguintes princípios:

✓ adesão voluntária e não discriminatória;

✓ sem fins lucrativos ;

✓ funcionamento democrático e participativo ;

✓ compromisso de solidariedade ;

✓ autonomia e independência ;

✓ voluntariado ;

✓ responsabilidade.

As mútuas de saúde, muito difundidas na RDC, são uma forma de seguro social mútuo que cobre os riscos financeiros associados à doença.

CAPÍTULO 3
SITUAÇÃO ECONÓMICA DAS PESSOAS DA TERCEIRA IDADE NA ZONA SANITÁRIA DE BOTO

Neste capítulo, descreveremos as caraterísticas sociodemográficas dos idosos da zona de saúde, descreveremos as caraterísticas do agregado familiar onde vivem os idosos, descreveremos a situação económica e financeira e determinaremos a qualidade de vida e a dependência dos idosos da zona de saúde em estudo.

SECÇÃO 1. CARACTERÍSTICAS SÓCIO-DEMOGRÁFICAS

Nesta secção, apresentaremos os idosos segundo o sexo, a idade, o estado civil, a religião, o nível de instrução e a profissão.

1.1. Repartição das pessoas idosas por sexo e caraterísticas sociodemográficas

Os dados relativos a esta percentagem são apresentados n o quadro seguinte.

Tabela 1. Proporção por sexo de acordo com a idade, estado civil e religião dos idosos.

IDADE	SEXO	MACHO	FEMININO			TOTAL
	n	%	n	%	n	%
65-69	87	47	98	53	185	41,7
70-74	66	55	54	45	120	27
75-79	22	34,4	42	65,6	64	14,4
80-84	22	53,7	19	46,3	41	9,2
85-89	9	47,4	10	52,6	19	4,3
90-94	5	45,5	6	54,5	11	2,5
95 e mais	3	75	1	25	4	0,9
Individual	10	Estado do tapete 83,3	rimonial 2	16,7	12	2,7
Casado	147	79,5	38	20,5	185	41,7
Viúvo	41	18,6	179	81,4	220	49,5
Divorciado/separado	16	59, Religião	311	40,7	27	6,1
Católico	131	47,3	146	52,7	277	62,4
Protestante	78	49,4	80	50,6	158	35,6
Kimbanguista	1	33,3	2	66,7	3	0,7
Igreja do Avivamento	3	100	0	0	3	0,7
Testemunhas de Jeová	1	50	1	50	2	0,5
Neo-apostólico	0	0	1	100	1	0,2
Total	214	48,2	230	51,8	444	100

Tabela 2. Proporção por género de acordo com a frequência escolar, nível de ensino e profissão.

Frequência da escolaGénero MasculinoFeminino			do cidadão		séniorTotal	
	n	%	N	%	n	%
Sim	128	81	30	19	158	35,6
Não	86	30,1 Nível estatal	200 ude	69,9	286	64,4
Nenhum nível	3	2	00	00	3	1,9
Primário	93	59	27	17,1	120	75,9
Secundário	21	13	3	1,9	24	15,2
Normal	11		700 Profissão	00	11	7
Não	80	37	136	63	216	48,6
Venda de sal e álcool	2	28,6	5	71,4	7	1,6
Agente do Estado	11	100	00	00	11	2,5
Agricultura	55	45,5	66	54,5	121	27,3
Caça	16	88,9	2	11,1	18	4,1
Comércio	8	53,3	7	46,7	15	3,4
Reprodução	16	59,3	11	40,7	27	6,1
Chikwangue	00	00	2	100	2	0,5
Fabrico de tapetes e de grava	15	100	00	00	15	3,4
Sentinela	11	91,7	1	8,3	12	2,7
Total	214	48,2	230	51,8	444	100

1.2. Proporção de alunos do terceiro ano por frequência escolar

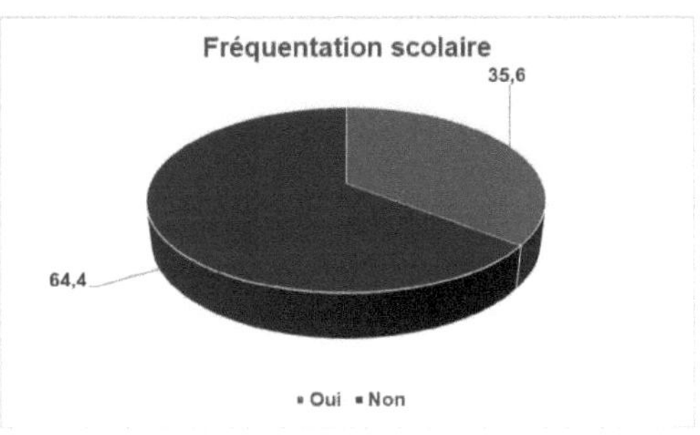

Figura 4: Frequência escolar entre os idosos.

1.3. Repartição das pessoas idosas de acordo com as caraterísticas do agregado familiar.

Os dados do quadro abaixo mostram estas caraterísticas.

Quadro 3. Apresentação dos dados relativos às caraterísticas do agregado familiar. Estado de ocupação do lote Sexo do idoso

Total MasculinoFeminino						
	n	%	N	%	n	%
Proprietário	146	73,4	53	26,6	199	44,8
Inquilino	2	50	2	50	4	0,9
Abrigado	37	20,1	147	79,9	184	41,4
Apresentado pelo empregador	18	60	12	40	30	6,8
Casa de família	10	43,5	13	56,6	23	0,9
Lar para idosos	1 Tamanho do	25 famíli a	3	75	4	100
1,-5	77	51	74	49	151	34
6,-10	80	45,5	96	54,5	176	39,6
11 e mais57 Estatuto do agregado familiar ou de residência	48, 760 pessoas de	51,3 tercei ro	117 idade	26,4		
Chefe de família162	74,7	55	25,3	217	50	
Parente do chefe do agregado familiar32	18	146	82	178	40,1	
Cunhado ou sogra do chefe de família8	30,8	18	69,2	26	5,9	
Amigo e conhecido do1	50	1	50	2	0,5	
Filho do chefe de família0	0	2	100	2	0,5	
Outros a especificar8	57,1	6	42,9	14	3,2	
Total214	48,2	230	51,8	444	100	

1.4. Distribuição das pessoas idosas por qualidade de alojamento e por género

O quadro seguinte apresenta dados sobre a qualidade da habitação por sexo para os idosos.

Quadro 4. Qualidade da habitação por sexo dos idosos

Sexo da pessoa idosa Qualidade da habitação	Total		Homens		Mulheres	
	n	%	N	%	n	%
Muito insatisfeito	11	57,9	8	42,1	19	4,3
Insatisfeito	48	48,5	51	51,5	99	22,3
Nem satisfeito nem insatisfeito	22	59,5	15	40,5	37	8,3
Satisfeito	127	45,2	154	54,8	281	63,3
Muito satisfeito	6	75	2	25	8	1,8
Ambiente saudável						
De modo algum	62	50	62	50	124	28
Um pouco	102	47,7	112	52,3	214	48,2
Moderadamente	35	49,3	36	50,7	71	16
Muitos	14	41,2	20	58,8	34	7,7
Extremamente	1	100	0	0	1	0,2
Total	214	48,2	230	51,8	444	100

1.5. Repartição das pessoas idosas por condição dados económicos e financeiros por sexo

O quadro seguinte apresenta os dados relativos a esta repartição.

Quadro 5. Proporção de idosos por condições económicas e financeiras

Número de filhos em Sexo da pessoa idosa Total dos encargos MasculinoFeminino						
	n	%	N	%	n	%
1,-5	77	51	74	49	151	34
6,-10	80	45,5	96	54,5	176	39,6
11 anos ou mais	57 Atividade	48, gerador de rendimentos	76051	,3	117	26,4
Comércio	7	50	7	50	14	3,2
Reprodução	22	62,9	13	37,1	35	7,9
Agricultura	61	45,9	72	54,1	133	30
Transferências familiares		37,5	5	62,5	8	1,8
Chase	9	81,8	2	18,2	11	2,5
Sentinela	12	92,3	1	7,7	13	2,9
Custos de pensões/reformas	2	100	0	0	2	0,5
Não	74	37,2	125	62,8	199	44,8
Outros a especificar	2482 Apoio	,8	5 de maladi	17,2 e	29	6,5
Eu próprio	92	73	34	27	126	28,3
O meu marido ou a minha mulher	16	53,3	14	46,7	30	6,8
Os meus filhos	86	34	167	66	253	57
Os meus netos	6	40	9	60	15	3,4
Outros a especificar	14706 Satisfação com o estado de saúde		30 nidade		20	4,5
Muito insatisfeito	24	53,3	21	46,7	45	10,1
Insatisfeito	132	47,3	147	52,7	279	62,8
Nem satisfeito nem insatisfeito	16	38,1	26	61,9	42	9,5
Satisfeito	42	53,8	36	46,2	78	17,6
Total	214	48,2	230	51,8	444	100

1.6. Distribuição dos idosos por qualidade de vida atual, por sexo

Os dados sobre a qualidade dos cidadãos seniores são apresentados no quadro seguinte.

Quadro 6. Proporção de idosos por situação atual, por sexo.

Les 4 situations suivants laquelle correspondent mieux à votre situation actuelle	Sexe de la personne de troisième âge				Total	
	Masculin		Féminin			
	n	%	n	%	n	%
Vous mangez tous les aliments souhaitez	4	50	4	50	8	1,8
vous mangez tous à votre faim mais pas toujours les aliments que vous souhaitez	151	47,8	165	52,2	316	71,2
il vous arrive parfois de ne pas avoir suffisamment à manger	49	46,7	56	53,3	105	23,6
il vous arrive de rien trouver à manger	10	66,7	5	33,3	15	3,4
Etes-vous satisfait(e) de vos relations avec les autres						
Très insatisfait(e)	3	25	9	75	12	2,7
insatisfait(e)	39	43,8	50	56,2	89	20
Ni satisfait ni insatisfait	20	50	20	50	40	9
Satisfait	152	50,3	150	49,7	302	68
Avez-vous souvent l'occasion de pratiquer des loisirs						
Pas du tout	116	44,1	147	55,9	263	59,2
Un peu	58	50	58	50	116	26,1
Modérément	31	62	19	38	50	11,3
Beaucoup	9	60	6	40	15	3,4
Sécurité dans votre vie quotidienne						
Pas du tout	39	54,9	32	45,1	71	16
Un peu	87	50,9	84	49,1	171	38,5
Modérément	42	45,2	51	54,8	93	20,9
Beaucoup	46	42,2	63	57,8	109	24,5
Total	214	48,2	230	51,8	444	100

1.7. Distribuição dos idosos por meio de transporte e capacidade de realizar as tarefas da vida quotidiana, por sexo.

Esta repartição é apresentada no quadro seguinte.

Quadro 7. Proporção de idosos por modo de transporte e capacidade de realizar tarefas da vida quotidiana, por sexo.

Como gerir o sexo da pessoa idosa Total Mover Masculino Feminino						
	n	%	n	%	n	%
Muito difícil	63	44,7	78	55,3	141	31,8
Difícil	106	48,4	113	51,6	219	49,3
Bastante fácil	33	51,6	31	48,4	64	14,4
Fácil	12	60	8	40	20	4,5
Satisfação com a capacidade de realizar tarefas da vida quotidiana						
Muito insatisfeito	54	43,2	71	56,8	125	28,2
Insatisfeito	112	45,9	132	54,1	244	55
Nem satisfeito nem insatisfeito	15	51,7	14	48,3	29	6,5
Satisfeito	33	71,7	13	28,3	46	10,4
Total	214	48,2	230	51,8	444	100

SECÇÃO 2. INTERPRETAÇÃO DOS RESULTADOS

O principal objetivo deste estudo foi avaliar o nível socioeconómico e a qualidade de vida dos idosos da zona sanitária de Boto, na província de Sud Ubangi, na República Democrática do Congo.

Os dados do nosso estudo mostram que a idade média destes doentes era de 72±7 anos, com predomínio do grupo etário dos 65-69 anos, ou seja, 42%. Mais de metade dos idosos viviam sozinhos (viúvos/divorciados/separados, solteiros), ou seja, 58,3%.

Além disso, dois terços dos sujeitos deste estudo (64%) não frequentaram a escola e, dos que frequentaram, três quartos (76%) estavam no nível primário. As pessoas mais velhas, cuja infância remonta ao período colonial, pouco beneficiaram da escolarização, devido à falta de infra-estruturas escolares tão variadas e melhor distribuídas pelas províncias como hoje. A isto acresce o desinteresse da população que, na altura, desconhecia os benefícios da educação importada do Ocidente. A maior parte dos pais preferia que os seus filhos os acompanhassem aos campos ou à caça, em vez de os deixar ir à escola. Esta situação pode justificar em grande parte as elevadas taxas de analfabetismo e de baixa escolaridade observadas entre os idosos da zona sanitária do Boto. No que diz respeito ao estatuto de ocupação da parcela, é importante notar que quase metade dos idosos eram proprietários da parcela que ocupavam (45%). Menos de metade eram chefes de família ou familiares dos chefes de família (40%), e dois terços coabitavam com 6 a 11 pessoas no agregado familiar. Na maioria dos casos, a poligamia era comum entre os homens, que obrigavam os idosos a casar com mulheres jovens e a possuir lotes de terra. Por outro lado, as mulheres idosas eram todas alojadas pelos seus filhos. No que respeita ao número de filhos dependentes, dois terços dos indivíduos (66%) tinham 6 ou mais filhos dependentes. Na Zona Sanitária, os órfãos ou os filhos de mães solteiras são geralmente confiados aos avós, que são obrigados a assumir novamente o papel de pais, apesar da sua idade avançada. Para além disso, os homens tinham filhos de casamentos com mulheres jovens. São obrigados a trabalhar arduamente para garantir a sobrevivência das suas famílias. De um ponto de vista social, as mulheres idosas em África querem viver com as suas famílias. Um estudo realizado por Esther Cristelle

Eyenga Dimi, em 2011, nos Camarões, mostrou que 50,5% das mulheres com 65 anos ou mais tinham mais de 5 filhos para sustentar, sendo que as crianças órfãs ou filhas de mães solteiras eram confiadas às avós, obrigando-as a assumir novamente o papel de pais, apesar da sua idade avançada.Quanto à qualidade do seu alojamento, dois terços das pessoas da terceira idade estavam satisfeitas com as suas casas (63,3%) e pouco mais de três quartos não estavam completamente satisfeitos com o seu ambiente (76,2%). As habitações das pessoas em estudo estavam ao cuidado dos seus filhos, genros ou netos e eram mantidas regularmente, mas estas habitações, por vezes excêntricas, estavam rodeadas de ervas daninhas.

Além disso, 28,3% dos cuidados em caso de doença são prestados pelos próprios idosos. Isto significa que os idosos têm de trabalhar arduamente, uma vez que uma parte dos seus rendimentos é afetada às suas necessidades e às dos seus descendentes, enquanto outra parte é destinada à escolaridade, ao vestuário e ao seguro de saúde dos seus filhos e netos. No que respeita à alimentação, mais de dois terços (71,2%) dos idosos alimentavam-se à saciedade, mas nem sempre com os alimentos que desejavam. A comida era preparada em casa, depois de as suas jovens esposas regressarem do campo, ou vinha de outros membros da família. Quanto às fontes de financiamento, mais de metade dos sujeitos deste estudo tinha pelo menos uma atividade geradora de rendimentos, 55%, e os múltiplos encargos que suportavam e a quase ausência de uma pensão de reforma <1%, obrigavam os idosos da zona a criar actividades geradoras de rendimentos, apesar da sua idade avançada. Na maior parte dos países da África Central, um bom número de idosos cria frequentemente actividades geradoras de rendimentos (agricultura, pesca e comércio), salienta Annes Loones no seu trabalho realizado nos Camarões em 2008.

Por outro lado, a proporção de idosos com dificuldade de mobilidade foi de 81% e a proporção de incapazes de realizar as tarefas da vida quotidiana foi de 83,2%, o que comprova a dependência dos idosos em relação a outros membros da comunidade para alimentação, habitação, mobilidade ou capacidade de realizar as tarefas da vida e cuidados em caso de doença.Outra literatura, como a de Joceline Camiran et al, 2012, no Quebeque, mostrou que os idosos têm uma incapacidade de ser móveis ou de realizar as tarefas da vida quotidiana; da mesma forma, Rana Charafendinne, 2014, na Bélgica, no seu trabalho, acrescentou a dependência de outras pessoas às mencionadas acima, pois o Dr. Jean Pierre Aquino, 2013, em França, mostrou que os trabalhadores mais velhos eram incapazes de realizar as actividades da vida, embora estes três estudos tenham sido realizados em países desenvolvidos.

BIBLIOGRAFIA

A.B. et al, "Etat de santé et environnement siciodémographique d'un groupe de groupe de personnes marocaines âgées", Colloq. Int. Meknès Maroc, 17 a 19 de março de 2011, n°2005,p. 100- 105, 2011.

A.C.T. épse SAY. "Les conditions de vie des personnes âgées en Côte d'Ivoire : Regard sur la maltraitance à Adjame Village", Colloq. Int. Meknès Vkieil, la Population. Dans les pays du Sud, n°2006-2007, p.29-35, 2011.

AGÊNCIA DE SAÚDE PÚBLICA DO CANADÁ, sítio visitado em janeiro de 2006.

AMADOU SANNI. M., "Les défis urbains du vieillissement au Bénin", Actas do Colóquio Internacional de Meknès, p.13, 2011.

AQUINO.J-P., Anticipation pour une autonomie oréservée : un enjeu de société, " J.Artic., p.132, 2013.

Artigos 3.º e 4.º do Decreto Presidencial n.º 05/176, de 24 de novembro de 2005, que cria o Programa Nacional de Apoio à Proteção Social.

BACRO. F., e FLORIN.A., " Entre complexité et richesse : la diversité des défis liés à l'intérêt des chercheurs et des professionnels pour la qualité de vie " ; La Qualité de vie, Fabien Bacro, n°32eme APSLF, pp.7-12, 2014.

BRYANT, L.L., K.K. CORBETT e J.S. KUTNER (2001). "In their Social science and medicine, 53(7) 927-941.

C.D. MATHERS e outros, "Global patterns of healthy life expectancy in the year 2002", BMC Public Health, vol. 4, no 66.

CARLO KNÖPFEL, Guide to good care in later life Clarificação da terminologia e orientações, 2014, p5.

CARSAT Bourgogne-Comité, "Cahier des charges du thématique sommeil version 2017", IMPA, p.1-16, 2017.

Centros de Controlo e Prevenção de Doenças - Rede de Centros de Investigação para o Envelhecimento Saudável, 2006.

COMITÉ SOBRE O ENVELHECIMENTO E A SOCIEDADE. (1988). Os factores sociais e

built environment in an older society, Washington D.C., National Academic Press.

D.S.S. KOUASSI. Conditions de vie des personnes du troisième âge dans une Afrique en récession économique : Le cas du Cameroun, Artigo, pp.3-4, 2007.

D.ZIMMERMANN-SOUTSKIS, F . MOUREAU-GRUET, e E .

ZIMMERMANN, Comparaison de la qualité de vie des personnes âgées vivant à domicile ou en institution OBSAN Report 54. 2012.

ECE DIMI, "Situation socio-économique des personnes âgées au Cameroun Etat des lieux et facteurs explicatifs Esther, "Colóquio. Int. Meknès Maroc, 17 a 19 de março de 2011, n° 2005, p.412-430, 2011.

GEORGES MUSAVULI, em Butembo (RDC), Prise en charge des personnes du troisième âge, p.1 -10, 2011.

GILLES PISON, Le vieillissement démographique sera plus rapide au Sud que au Nord, Bulletin mensuel, d'information de l'institut national d'étude Démographique, 2009

ENVELHECIMENTO SAUDÁVEL - Relatório PROJECTO (2006).

I.L.P.N.N.S(PNNS), 2011-2015, "Nutrição e dietética - alimentos para usos dietéticos especiais", J. Artic, pp.303-405, 2014.

Recomendação 202 da OIT de 2012

LAURENCE ASSOUS e PIERRE RALLE, La prise en charge de la dépendance des personnes âgées : une mise en perspective internationale, Helsínquia, 25-27 de setembro de 2000.

LOONES.A., e E.D.-A.P. JAUNEAU, "La fragilité des personnes âgées : Perceptions et mesures", J. CREDOC, p.36-37, 2008.

M-A. DELISTE, "Les loisirs des personnes âgées : tendances actuelles et perspectives d'avenir", J.Artic, p.15-342, 2005.

MINISTÉRIO DOS ASSUNTOS DE ACÇÃO

HUMANITÁRIO E SOLIDARIEDADE, plano de ação estratégico para os idosos 2017-2021.

MUNDABI. MA. Que sistema de segurança social para a RDC: SEGURO DE SAÚDE? Mutuelles? Assurances privées, Conseil - Assurance Maladie, Paris (França).

NAÇÕES UNIDAS, World Economic and Social Survey 2007, sustainable development in a world of globalization. visão geral do envelhecimento, Departamento Económico e Social.

NGONDO a PITSHANDENGE, SERAPHIN, Du vieillissement de la population en RDC: état de la question, mécanismes explicatifs, facteurs de promotion et propositions de stratégies, 1990.

OIC, Organização de Cooperação Islâmica

OMS (Organização Mundial de Saúde), Envelhecimento ativo: Genebra: OMS, 2002.

P. BREUIL-GENIER "Aides aux personnes âgées dépendantes: la

famille intervient plus que les professionnels" Economie et statistique, n° 316-317, (1998a).

PASCAL.L., "Evaluation de la qualité de vie des personnes âgées diabétique en Seine-Maritime, 'U.F.R DE MEDECINE- PHARLACIE DE ROUEN' (França), 2014.

Plano de Ação Internacional de Madrid sobre o Envelhecimento Política Nacional de Proteção Social, Vol. 1, dezembro de 2016.

RDC, Ministério do Planeamento, Inquérito Demográfico e de Saúde (EDS 2013-2014), INSS, 2014.

Resoluções das Nações Unidas 45/5 de 16 de outubro de 1992 e 48/98 de dezembro de 1993; ver também o material de comunicação para o Ano Internacional das Pessoas Idosas 1999.

ROBINS et al, Autonomie des personnes âgées, ARS Poitou-Charenets, vol.155,11, 2014.

ROSSO-DEBORD.M.V., "par la commission des affaires en conclusion des travaux de la mission sur la prise en charge des personnes âgées dépendant", 2010.

ROWE JW. e KAHN RL. Successful aging. The Gerontologist, 1997, 37: 433-440.

RUTTEN.P, "Soutenir les liens sociaux de la personne âgée dépendante pour une vie de qualité à domicile", Rennes, França, 2003.

S.V. et Al, Vieillir, mais pas tout seul, Fondation. Bélgica

Ministério da Saúde do Canadá, 2001. Workshop sobre envelhecimento s a u d á v e l. Parte 1: Envelhecimento e práticas de saúde. Ottawa: Ministério da Saúde do Canadá.

SCHOUMAKER. B., "Ageing in sub-Saharan Africa", Espace. Popul. Soc, vol.18, n°3, pp.387-388, 2016.

SYLVAIN. H. " Analyse de la qualité de vie des personnes âgées dépendantes, inscrites au réseau gérontologique de la Haute saintonge", 2014.

T.L.L e GERY.Y., "Promouvoir la santé des personnes âgées", Hist. Médecine société, vol.401, 2009.

CONTACTO

Freddy Gbengbassa Nzege Mbomba *é doutorando em avaliação de programas e projectos de desenvolvimento. É chefe de investigação na Universidade de Kinshasa (UNIKIN) e no Instituto Superior de Pedagogia do Gombe (ISP/GOMBE). Atualmente, é assistente do Diretor-Geral da Agência Nacional de Promoção das Exportações **(ANAPEX)**.*

*É também estatístico da UNESCO para a investigação-ação sobre a medição da aprendizagem dos beneficiários de programas de alfabetização - **RAMAA II-RDC**, no Instituto da UNESCO para a Aprendizagem ao Longo da Vida **(UIL)/Alemanha**. **Endereço**: Rue. KINDUTI, n°05/Binza Ozone/ Ngaliema/Kinshasa/République Démocratique du Congo.*

E.mail : freddynet3@gmail.com

*Telefone**: +243 84 25 96 395/ 81 651 58 43***

O envelhecimento da população cria necessidades de apoio que são cada vez menos satisfeitas pelos serviços públicos. É, por isso, relevante explorar as estratégias de sobrevivência utilizadas pelos idosos para responder aos desafios que enfrentam, comparando-as com as de outros grupos etários.

O conceito de idoso é complexo porque se refere a idade, mas também vulnerabilidade.

O objetivo deste estudo foi avaliar o nível económico e a qualidade de vida dos idosos da Zona Sanitária do Boto, na Província de Ubangi Sul.

Além disso, a sua qualidade de vida continua a ser precária devido à falta de apoio económico aos idosos por parte do Estado congolês. Na RDC, é difícil conhecer a situação dos idosos, pois nunca foi efectuado um recenseamento geral dos idosos. A maior parte deles está abandonada à sua sorte.

Freddy GBENGBASSA NZEGE MBOMBA *é doutorando em Avaliação de Programas e Projectos de Desenvolvimento.*

Especialista em demografia por formação, é atualmente assistente do Diretor-Geral da Agence Nationale des Promotions des Exportations **(ANAPEX)**.

É também estatístico na UNESCO, responsável pelas estatísticas **do RAMAED-RDC**.

É responsável pela lecionação das disciplinas de Recolha e Análise de Dados e Avaliação de Projectos, Ética e Conduta Profissional. profissional.... no Instituto Superior Pedagógico do Gombe **(ISP/GOMBE)**.

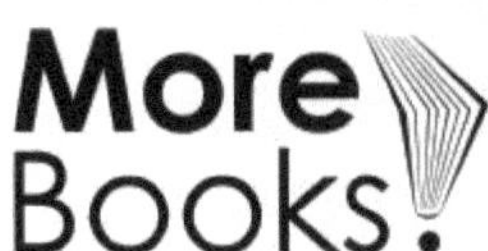

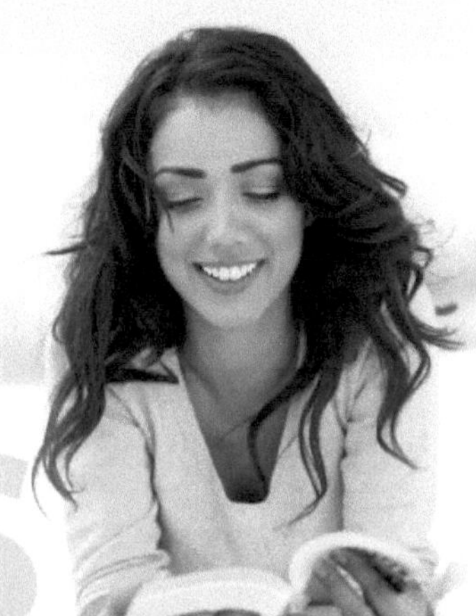

I want morebooks!

Buy your books fast and straightforward online - at one of world's fastest growing online book stores! Environmentally sound due to Print-on-Demand technologies.

Buy your books online at
www.morebooks.shop

Compre os seus livros mais rápido e diretamente na internet, em uma das livrarias on-line com o maior crescimento no mundo! Produção que protege o meio ambiente através das tecnologias de impressão sob demanda.

Compre os seus livros on-line em
www.morebooks.shop

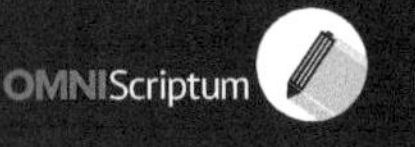

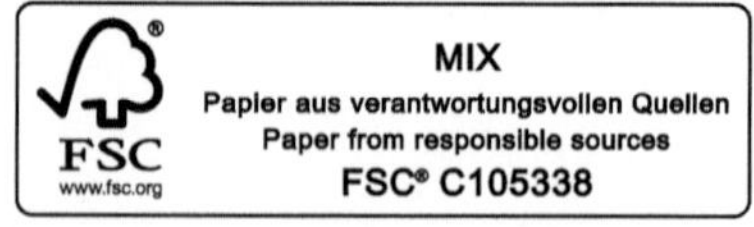

Printed by Books on Demand GmbH, Norderstedt / Germany